AF467233

Avril 1903

Prix : 1 fr. 50

r GARRI
(PARIS)

Maladies

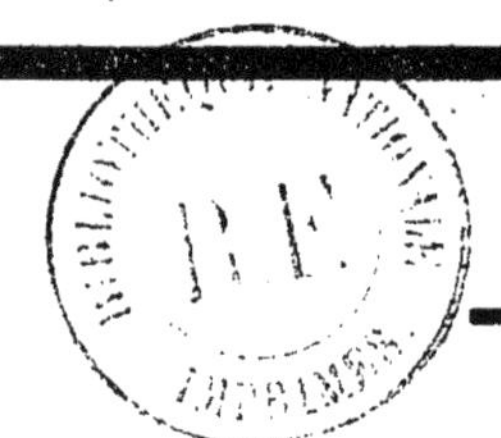

Microbiennes

(*Extrait sommaire de la 3e édition*)

ET THÉRAPEUTIQUE

Tuberculoses - Cancers
et Maladies spécifiques

SEUL **TRAITEMENT MÉTHODIQUE** BASÉ SUR :

1° Le Mécanisme physico-chimique de la vie organique
2° Les nouvelles Lois de défense des organismes
3° Les Nectols

L'ouvrage " *Maladies microbiennes* "
(1re et 2e éditions épuisées, — 3e édition sous presse)
En vente : Librairie BAILLIÈRE et Fils
19, Rue Hautefeuille, — PARIS

Avril 1903

Prix : 1 fr. 50

Dr GARRIGUE
(PARIS)

Maladies

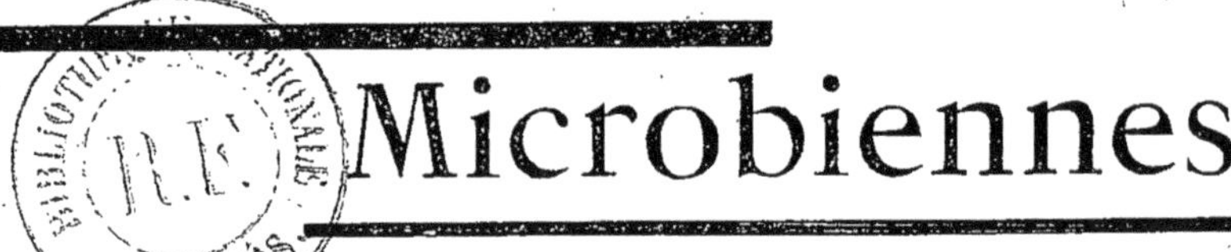

Microbiennes

(*Extrait sommaire de la 3e édition*)

ET THÉRAPEUTIQUE

Tuberculoses - Cancers
et Maladies spécifiques

SEUL **TRAITEMENT MÉTHODIQUE** BASÉ SUR :

1° Le Mécanisme physico-chimique de la vie organique
2° Les nouvelles Lois de défense des organismes
3° Les Nectols

L'ouvrage « *Maladies microbiennes* »
(1re et 2e éditions épuisées, — 3e édition sous presse)
En vente : Librairie BAILLIÈRE et Fils
19, Rue Hautefeuille, — PARIS

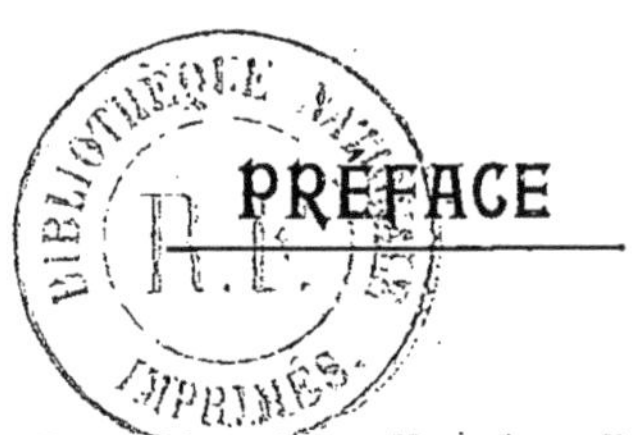

PRÉFACE

Les lois naturelles dont l'exposition rapide fait l'objet de cet opuscule vont à l'encontre de tant de théories actuellement admises, qu'il serait plus que téméraire d'oser les jeter dans la mêlée des controverses si elles n'avaient des faits indéniables pour les défendre.

Grâce à leur découverte, un traitement à pu être institué qui guérit *ce que nous considérions encore hier comme inguérissable, le cancer et la tuberculose à tous les degrés.*

Ce traitement a été essayé sur ces maladies, non parce qu'il leur est plus spécialement applicable, mais parce que le succès dans ces cas si difficiles devait être la consécration de ces nouvelles idées en elles-mêmes.

Les lois naturelles étant absolues, *guérir des cas en apparence si disparates est une preuve indiscutable de leur réalité.*

La première est la loi de la vie.

Elle préside à l'évolution des atomes, fait les molécules, crée la cellule et les organismes vivants grâce aux phénomènes physiques : lumière, chaleur, pression.

La seconde est la loi de la mort.

La matière organisée ayant parcouru son cycle ou épuisé l'énergie potentielle de ses éléments, est désagrégée par les ferments ou microbes. *Ces artisans naturels de la décomposition moléculaire libèrent les atomes* grâce à leurs toxines *et leur permettent de recommencer une nouvelle évolution vers la vie.*

La troisième et la loi de défense.

Grâce aux glucoses, énergie solaire condensée, les groupements cellulaires peuvent résister à l'action désorganisante des ferments ; ils peuvent faiblir, être attaqués, vaincre ou finir, suivant que l'intelligence humaine vient plus ou moins rapidement au secours de ces éléments en détresse.

Si, après avoir lu cet opuscule et s'être pénétré de ce qu'il contient, le médecin veut bien descendre à la pratique, il sera vite convaincu qu'il ne se trouve pas en présence de théories nouvelles, productions d'un esprit plus ou moins fantaisiste, mais bien en face de lois générales qui régissent l'univers vivant tout entier.

GRANDES LOIS

DE CETTE SYNTHÈSE BIOLOGIQUE

1° Le premier corps organisé sorti du chaos des éléments est l'acide formique. Association du carbone, de l'hydrogène et de l'oxygène.

2° Les formiates sensibles aux phénomènes extérieurs : lumière, chaleur, pression, évoluent en se groupant sous l'influence de ces phénomènes et deviennent la trame physico-chimique des organismes vivants.

3° Les glucoses, condensation du plus simple composé formique : la formaldéhyde, se transforment dans l'organisme, grâce à l'oxygène, en acide formique, d'où les formiates qui sont la trame des tissus.

4° Les glucoses en régressant rendent la chaleur solaire qu'elles ont emmagasinée dans la plante et produisent la tension artérielle par distension de leurs molécules et dégagement d'acide carbonique (même phénomène que celui de la bouteille de champagne).

5° Cette chaleur et cette tension sont la source du mouvement moléculaire qui entretient la vie.

6° Les glucoses, source de la contraction musculaire.

7° Les glucoses, défense naturelle des organismes vivants.

8° Les toxines microbiennes agissent sur les glucoses comme des ferments solubles. Sous leur action les glucoses se transforment en présence de l'oxygène en acide formique, le plus puissant des antiseptiques. Les microbes tombant dans l'organisme portent donc avec eux la cause de leur mort : leur toxine.

MÉCANISME PHYSICO-CHIMIQUE DE LA VIE

Tout évolue. La nature ne procède que par lois générales, et l'atôme n'est arrivé à former les organismes que par une série ascendante et ininterrompue d'agglomérations atomiques de plus en plus compliquées.

*
* *

La méthode dont je préconise les applications est basée sur l'intelligence des lois précises qui ont présidé à l'évolution matérielle et élémentaire de l'univers vivant tout entier. Tout ce qui vit organiquement, animal ou végétal, est sous la dépendance de ces lois.

Aussi leur démonstration va-t-elle nous permettre d'établir une médecine *scientifique,* c'est-à-dire précise et immuable.

La première de ces lois est celle de la **vie organique**, ces mots pris dans le sens : d'évolution moléculaire des éléments des organismes.

Dès l'origine du monde, après la période chaotique et l'abaissement des hautes températures, les atomes se sont associés suivant leur plus ou moins grande affinité. Les premières combinaisons qui durent se produire furent celle du carbone et de l'oxygène, oxyde de carbone et acide carbonique, celle de l'oxygène et de l'hydrogène pour former l'eau.

Des deux associations binaires, eau et oxyde de carbone.

$$CO + H^2 O$$

naquit un premier composé ternaire, l'acide formique

$$CO + H^2 O = CO^2 H^2 + O.$$

C'est ce premier composé ternaire qui va être le point de départ de la trame des organismes.

L'exercice de la vie organique ne pouvait être que le mouvement imprimé aux associations atomiques par les phénomènes extérieurs : lumière, pression, chaleur.

Il n'y avait donc qu'une association atomique sensible à ces phénomènes extérieurs, toutes conditions égales d'ailleurs, qui put être la trame de tout ce qui vit.

Nous verrons bientôt que l'*acide formique et les formiates constituent cette trame.*

Comme les organismes vivants, ils sont sensibles à la chaleur, à la lumière et à la pression. Ces phénomènes président à leur mode de groupement ; avec la variation des influences extérieures varient les groupements eux-mêmes.

Les formiates peuvent être neutres, acides ou basiques. Suivant leurs ambiances physiques et leurs contacts chimiques, ils peuvent se souder entre eux, ou greffer sur eux-mêmes tel ou tel groupement, soit par leur radical formique, soit par leur reste basique par exemple, qui se soudera avec l'extrémité acide du groupement voisin pour former ainsi une série d'associations ininterrompues, ce qui est le fait des tissus vivants.

Cette analogie des réactions physico-chimiques des formiates avec celles des organismes vivants a amené l'auteur à chercher, à trouver et à prouver leur rôle dans la vie organique.

Ce sommaire ne saurait dénombrer les preuves accumulées qui ont confirmé l'opinion de l'auteur dans cet ordre d'idées. (Voir *Maladies microbiennes*, 3e édition.)

Mais la guérison par les formiates, d'affections aussi disparates en apparence que le cancer et la tuberculose à tous les degrés, est la consécration du bien fondé des lois découvertes. Considérons-les comme acquises et continuons.

Donc la cellule organisée, résultat d'évolutions chimiques lentement produites, avec le concours des agents extérieurs, continuera d'évoluer sans arrêt, conformément au milieu qui a groupé ses éléments générateurs.

Cette cellule ne peut déchoir que portée dans un milieu qui ne correspond plus à celui qui a présidé au groupement moléculaire dont elle est formée.

La cellule est le dernier terme de l'évolution des peptones ou formiates d'albumine.

Des peptones à la cellule, il y a une série ininterrompue de formiates intermédiaires appelés albumines et fibrines, qui augmentent de complexité au fur et à mesure qu'ils se rapprochent de la cellule.

Tous ces intermédiaires ne forment qu'une série ininterrompue de corps en perpétuelle réaction les uns sur les autres; chaque intermédiaire ne peut agir, à cause de la similitude chimique, que sur les intermédiaires immédiatement voisins.

Ce mouvement moléculaire, qui va des peptones à la cellule, est produit par des phénomènes physiques et chimiques. Le premier, la pression, pousse la molécule des peptones vers la cellule de dehors en dedans; le second, parti du centre, attire cette molécule dans le même sens.

La pression artérielle agit en comprimant les éléments nouveaux qui entrent dans l'organisme et en doivent sortir par des émonctoires particuliers, après avoir parcouru un cycle déterminé.

Les phénomènes chimiques agissent de dedans en dehors parce que, au fur et à mesure que la densité de ce groupement atomique se complique, leur énergie chimique augmente.

De telle sorte que dans cette chaîne de corps ininterrompue, qui va de la cellule aux peptones, ce sont les groupements atomiques composant la cellule qui, étant les plus complexes, ont l'énergie chimique la plus grande ; les groupements se complèteront donc sans cesse au dépens des groupements les plus voisins, mais inférieurs d'un degré. Ce mouvement moléculaire incessant, déterminé par la pression et la chaleur, est fonction capitale de la vie organique.

Instabilité moléculaire.

On voit donc que dans tout organisme vivant il ne peut pas y avoir de corps fixe. L'instabilité moléculaire est indispensable à la vie, c'est la vie en exercice.

Pour que les molécules soient instables, il faut que leur énergie chimique ne soit jamais saturée, et c'est là le fait des formiates. Toute molécule qui, dans le cours de son évolution, rencontre les éléments nécessaires à saturer son énergie chimique, devient stable et de ce fait ne fait plus partie de ce corps vivant ; elle est éliminée.

Aussi, comment accorder une créance quelconque à à la chimie biologique dont toutes les données sont erronées.

Que fait, en effet, le chimiste pour analyser ce corps en mouvement ?

Il arrête d'abord le mouvement; ce mouvement était produit par la chaleur et la pression; chaleur et pression disparaissant, le corps se dissocie.

Le chimiste prend une tranche dans ce corps dépourvu de mouvement, de chaleur, de pression, et dont tous les intermédiaires préexistants sont modifiés. Dans cette tranche il y avait cent mille intermédiaires, il les prend en bloc cependant, et alors commence la torture de ce quelque chose qui n'est plus le corps vivant.

Il fait agir sur des groupements atomiques si instables, des réactifs de toute nature, et après les avoir ainsi complètement transformés et dénaturés il obtient un corps fixe et il vous dit : « Voilà ce qu'il y a dans la molécule vivante. »

Non certes, il n'y a pas ce que la science chimique nous indique, il suffit que les corps qu'elle en extrait soient stables pour que nous lui disions : « Ce corps n'a jamais été vivant. »

C'est comme si j'allais chez l'imprimeur au moment où il imprimera les pensées que je fixe maintenant sur le papier et que là, arrêtant la machine, la démontant complètement, prenant le cliché, brouillant tous les caractères, faisant du tout un informe monceau de plomb, de fer et d'acier, je le jetais à vos pieds en disant : « Voilà ma pensée. » Ainsi de la chimie biologique. Cette science n'est pas encore sortie de ses langes.

Ainsi la vie organique c'est le mouvement moléculaire. Ce mouvement moléculaire s'établit dans une échelle de groupements atomiques, composés de formiates, qui vont constituer des groupements de plus en plus complexes.

Dans ce mouvement moléculaire qui, parti des peptones, arrive au nucléole de la cellule, il y a deux phases bien différentes. La première phase va des peptones à l'enveloppe de la cellule. Le mouvement moléculaire dans le corps albumineux se passe en présence de l'oxygène et les associations atomiques vont en augmentant de densité. Les déchets de ce mouvement moléculaire en présence de l'oxygène seront l'urée. A partir de l'enveloppe de la cellule jusqu'au nucléole, ce mouvement moléculaire se fait à l'abri de l'oxygène et la molécule en progressant perd de ses éléments. Les déchets du mouvement moléculaire intra-cellulaire sont la sécrétion propre de la cellule.

Mais sous quelle influence va se produire ce mouvement moléculaire? Quel en sera le moteur?

Le moteur de la machine vivante est le soleil, ses rayons vont mouvoir directement les groupements formiques de la plante qui, sous cette influence, produira glucoses et amidons.

Les glucoses, chaleur solaire condensée.

Ces substances, condensations du plus simple composé formique, la formaldehyde, sont de l'énergie solaire condensée. Pour les produire, il faut la chaleur solaire et la force de tension intra-vasculaire de la plante. Dès lors, lorsque ces substances seront introduites dans l'économie, elles rendront, en se dissociant, la chaleur solaire et la force qui présida à leur création.

Les glucoses seront donc la source de la chaleur animale et de la tension artérielle.

En régressant, ces glucoses vont rendre leur énergie potentielle sous forme de chaleur; celle-ci va augmenter l'énergie chimique des groupements formiques composant la chaîne du corps albumineux. Chacun de ces groupements est composé d'un nombre différent de molécules formiques ; ce nombre va en croissant des peptones à la cellule.

Aussi, lorsqu'une chaleur uniforme pour tous viendra activer leur énergie chimique, les groupements les plus denses, les plus nombreux, puiseront les éléments nécessaires à satisfaire cette énergie chimique dans les groupements qui leur sont immédiatement inférieurs. Et ainsi l'un à l'autre.

En se dissociant les glucoses vont encore produire la tension intra-vasculaire.

De même que les glucoses en se dissociant dans la bouteille de champagne déterminent une force qui fait sauter le bouchon, de même les glucoses en régressant dans le torrent circulatoire d'une manière régulière et continue créent la tension intra-vasculaire, celle-ci sera la source physique du mouvement moléculaire, comme la chaleur en est la source chimique.

Mais les glucoses auront encore une autre action sur le mouvement moléculaire; elles apportent d'une façon continue les formiates qui s'ajoutent incessamment au premier chaînon de la chaîne albuminoïde et remplacent ceux qui partent incessamment vers la cellule.

Les glucoses, en effet, régressant en présence de l'oxygène du globule rouge produisent de l'acide formique qui se transforme instantanément en formiates, grâce aux sels dissous dans le sérum.

Les glucoses, agents des contractions musculaires.

Nous voyons donc l'immense influence des glucoses dans l'organisme. Source de chaleur, de force et de formiates, elles sont à elles seules le mouvement moléculaire, presque la vie.

Non seulement ces glucoses sont le mouvement moléculaire, mais encore elles donnent le mouvement, la force aux organismes vivants ; c'est grâce à elles que l'animal se déplace et progresse.

M. Chauveau, en effet, a démontré qu'un muscle qui travaille consomme quatre fois plus de glucoses et d'oxygène qu'au repos.

La contraction musculaire est donc le fait des glucoses et de l'oxygène.

De la combinaison de ces éléments résulte en effet de l'acide formique qui, agissant sur l'enveloppe de la cellule musculaire, produit une violente rétraction, un raccourcissement de cette cellule, et par conséquent de tout le muscle ; cette réaction chimique déterminant la production d'acide formique est sous la dépendance du système nerveux moteur, ou nerf de la volonté. Mais là ne se borne pas l'action des glucoses, énergie solaire condensée; non seulement cette énergie solaire crée les molécules formiques de la cellule, détermine les mouvements moléculaire et musculaire, mais encore elle va défendre ces groupements formiques contre toute cause de désagrégation.

C'est par les glucoses, en effet, que les organismes vivants, agglomérations de cellules, résistent aux causes de désorganisation.

Comment en serait-il autrement si l'on se rappelle ce que nous venons de dire ?

Les groupements formiques, constituant la chaîne albuminoïde et la cellule elle-même, tirent leur énergie, leur force, des glucoses, soit par la chaleur que celles-ci dégagent, soit par la pression qu'elles déterminent dans nos artères en régressant.

Si donc les glucoses arrivent insuffisantes, il survient un abaissement de chaleur et de tension; ces groupements formiques, qui n'étaient tenus en cohésion que par ces deux facteurs, perdent immédiatement énergie et consistance. Cette agglomération de cellules va perdre sa vitalité. C'est la fin de l'organisme.

Rôle des ferments.

Mais cette matière organisée par le soleil et qui a perdu toute vitalité par défaut de glucoses (énergie solaire) ne peut pas rester organisée.

Il faut bien que les corps organisés, à énergie épuisée, soient désorganisés pour que, des atomes qui les constituent, de nouveaux organismes soient formés. Il faut que les atomes reprennent leur liberté pour qu'ils puissent évoluer de nouveau vers la vie.

Ces fonctions sont dévolues aux ferments ou microbes; ceux-ci sont indispensables à la vie; sans eux la matière organisée à énergie disparue resterait toujours organisée et le cycle de la vie serait arrêté.

Les microbes ou ferments vont donc désorganiser la matière organisée; mais il était important qu'ils ne pussent atteindre que la matière morte ou en voie de mourir, sans quoi la vie n'était pas possible; il fallait que leur rôle ne commençât que lorsque celui de la vie finissait.

Et bien, c'est encore les glucoses, le soleil devrais-je dire, qui protège la matière vivante contre la puissance désorganisatrice des ferments.

Défense des organismes par les glucoses et l'oxygène, tous deux sources de formiates organiques.

Les microbes agissent, en effet, sur les groupements formiques par leurs toxines qui sont *des ferments solubles,* et ont la propriété de rendre libre l'énergie potentielle, qui tient unies les molécules de ces groupements moléculaires. Ces toxines agissent de semblable façon sur les glucoses qui sont l'énergie, la vie même de ces groupements formiques.

Elles vont donc activer la régression, le dégagement de l'énergie potentielle des glucoses.

Jusque-là, rien qui puisse défendre ces groupements formiques contre la puissance désorganisatrice des toxines, mais un élément nouveau intervient : l'oxygène.

Les glucoses régressant violemment sous l'influence des toxines du microbe en présence de l'oxygène, produisent de l'acide formique qui est le plus puissant des antiseptiques et qui tue ou arrête ainsi les désordres que pourrait produire ce microbe. Nous voyons donc qu'un organisme riche en glucose sera robuste et que, du même coup, fortement armé pour la défense, il persistera.

Les glucoses, au contraire, sont-elles rares, l'énergie sera insuffisante, la défense médiocre, l'organisme sera désorganisé.

Mais pour que ces glucoses puissent rendre toute leur énergie et produisent de l'acide formique, il faut de l'oxygène.

Limiter l'oxygène à un organisme vivant est donc ralentir sa vie, son énergie, diminuer ou supprimer sa défense.

Si l'oxygène, en effet, vient à manquer, le microbe va produire par ses toxines la régression rapide des glucoses avec violent dégagement d'énergie potentielle, mais sans production formique. Cette énergie potentielle qui se dégage est utilisée par le microbe pour se reproduire ; elle l'est aussi par la cellule au contact de laquelle se fera cette régression.

De ce fait, l'énergie chimique des groupements formiques de cette cellule s'accroît, elle fixe rapidement de nouveaux éléments, elle prolifère et il se produit localement une exubérance de tissu nouveau, d'où toutes les productions néoplasiques : tubercules, cancer, syphilides, fibromes, etc.

Si cette toxine abondante se répand rapidement dans tout le torrent circulatoire, la régression des glucoses est générale, le dégagement de chaleur se fait partout : c'est la fièvre.

Mais cette fièvre sera bien souvent le salut de cet organisme.

En effet, en régressant dans le torrent circulatoire, les glucoses qui n'avaient pu produire d'acide formique dans les vaisseaux lymphatiques, parce que l'oxygène manquait, en déterminent une grande production dans le torrent circulatoire, grâce à l'oxygène du globule rouge ; des formiates se forment abondamment, le mouvement moléculaire est plus actif, la densité de la chaîne albuminoïde augmente, les globules blancs et rouges, avant-derniers chaînons de cette chaîne, se multiplient.

L'oxygène va être puisé plus abondamment dans l'atmosphère, arriver là où il faisait défaut et enrayer ainsi l'action désorganisatrice du microbe.

On voit donc que dans les organismes vivants tout est disposé pour qu'ils puissent persister ; les causes de mort se transforment en sources de vie et relèvent cet organisme, s'il n'est pas entièrement déchu, s'il évolue dans un milieu qui lui soit favorable.

Tous les microbes ou ferments agissent de la même façon sur les organismes ; leur action est plus ou moins violente suivant qu'ils sécrètent une toxine plus ou moins active, mais cette action se porte toujours sur le même élément : *les glucoses*.

Les organismes à leur tour se défendent contre les microbes toujours par le même moyen : les glucoses, source d'acide formique.

Cette défense est plus ou moins active, suivant que l'organisme atteint est plus ou moins riche en glucoses et en oxygène.

Il n'y a donc pas de spécificité. La toxine du microbe réveillant les moyens de défense de l'organisme envahi, on comprendra que le microbe le plus dangereux soit précisément le moins toxique.

Nous voyons, en effet, les microbes du cancer, de la syphilis, si peu toxiques qu'ils ne déterminent jamais de fièvre (du moins pour le premier), être les plus dangereux.

La vie organique est donc, en grande partie, sous la dépendance des glucoses et, au-dessus de tout, domine l'influence resplendissante du soleil organisateur, moteur et défenseur de la matière.

THÉRAPEUTIQUE

OBSERVATIONS IMPORTANTES
SUR LES PRÉPARATIONS DES FORMIATES
ET SUR LES NECTOLS

« Depuis la publication de ce livre et la divulgation, sans restriction aucune, de mes découvertes, formules et autres, je n'ai plus préparé moi-même les solutions de formiates utilisées par les malades en traitement. Je me suis contenté de formuler, espérant que les solutions préparées extemporanément partout auraient la même efficacité que les miennes.

« Cette façon de procéder a été la cause de nombreux ennuis.

« J'ai vu fréquemment la marche d'une guérison entravée par une solution défectueuse, devenue en quelques jours une bouillie inerte (particulièrement dans le cas de formiates de chaux ou de fer.)

« Si le cas est grave, pressant, que le praticien soit arrivé à la dernière minute du relèvement possible d'un organisme, l'*infidélité de la préparation cause un échec irréparable*.

« Les sels formiques à l'état cristallisé se dissocient déjà, sous les moindres influences, mais cette instabilité s'accuse encore dans leurs solutions.

« *On comprend facilement que des facteurs aussi importants, et dont l'instabilité dans l'organisme est fonction même de leur énergie thérapeutique, particulièrement à faibles doses, doivent être présentés à l'état pur, titré, invariable et dans* **l'intégralité de leur activité physico-chimique.**

« Certain de la réalité des lois découvertes comme de l'efficacité des traitements basées sur elles, je n'ai pas voulu compromettre mon œuvre en subissant les aléas de préparations imparfaites et inertes.

« Il ne m'appartenait pas de résoudre le problème. J'ai soumis le cas à un chimiste expérimenté, plus familiarisé que moi avec les manipulations de laboratoire.

« Après de nombreuses expériences *qui confirmèrent l'impossibilité d'obtenir extemporanément ces préparations aussi délicates que celles des ferments,* ce chimiste est parvenu à conserver aux formiates en solution leur énergie potentielle et thérapeutique, de façon invariable. Leur emploi m'a toujours donné des *effets identiques, précis et attendus.*

« Elles seront désormais désignées dans mon exposé de thérapeutique sous les noms de **Nectol C, Nectol S, Nectol F,** pour indiquer les solutions de formiates de chaux, soude ou fer à 5 %.

« Les Nectols ne peuvent agir qu'*isolément et en solutions titrées invariables.*

« En faire des granulés, pilules, sirops ou autres composés, c'est aller au-devant d'une dissociation immédiate, conséquemment d'un échec. »

QU'EST-CE QUE LA CHRONICITÉ ?

Avant de faire l'exposé méticuleux et pratique du traitement, par les Nectols, des maladies dites *chroniques,* je dois émettre quelques idées générales sur ces maladies : l'intelligence du traitement en sera facilitée.

Il n'y a pas de microbe créant *la chronicité. C'est l'organisme qui est chronique.*

J'appelle organisme chronique celui qui a perdu l'équilibre et qui, par suite des troubles apportés, par une mauvaise hygiène, dans les échanges moléculaires, perd lentement, continuellement et progressivement la densité de ses éléments.

Dans un organisme sain, la densité, le poids moléculaire des tissus augmentent continuellement et progressivement de l'enfant à l'adulte. Dans un organisme en rupture d'équilibre, le contraire se produit, les tissus reviennent vers l'enfance.

La chronicité commence exactement le jour où la densité d'un sujet vient ou à rester stationnaire ou à baisser.

A ce moment, si un microbe envahit cet organisme en déchéance, il n'y produira aucune réaction vive, aucun réveil des moyens de défense; il pullulera dans les tissus et viendra ajouter une cause seconde aux causes premières de sa déchéance.

Le microbe ne crée pas la chronicité, *il active seulement la chute de l'organisme en déchéance.*

Nous comprendrons ainsi comment il n'y a pas de guérison possible des maladies chroniques *sans un relèvement méthodique, lent, uniforme et continu de l'organisme;* combien aussi il est utile de traiter ces maladies le plus près possible de leur début.

Si l'organisme baissait déjà depuis longtemps lorsque le microbe est venu précipiter cette chute et, si l'intervention médicale survient longtemps après cette invasion microbienne, tout relèvement devient impossible.

Enfin on sait qu'il n'y a pas deux malades, atteints de la même maladie chronique, qui soient semblables; celui qui a perdu le moins de densité de ses éléments est celui qui se relèvera le mieux. Nous saisirons ainsi la vérité de ce mot si souvent répété : « Il n'y a pas des maladies, mais des malades. » *Il importe donc de traiter la chronicité avant qu'elle ne soit devenue la maladie chronique.*

EFFETS DES NECTOLS
SUR LES ORGANISMES SAINS

Avant d'aborder l'application méthodique des Nectols au traitement des maladies chroniques, voyons quels sont leurs effets sur les organismes vivants.

Les Nectols introduits dans l'économie, soit par absorption, soit par injection, y produisent toujours l'accélération du mouvement moléculaire. Celui-ci étant pour ainsi dire, la vie même, les Nectols activent toutes les fonctions organiques. La température s'élève, tous les éléments du sang augmentent, depuis les glucoses, premier terme de l'évolution des albumines, jusqu'aux leucocytes. La circulation se fait plus active, la tension artérielle plus élevée ; enfin surviennent tous les phénomènes qui accompagnent la fièvre.

Les formiates n'agissent pas par leur masse, mais par l'impulsion qu'ils donnent aux corps albuminoïdes en évolution.

Donc, il faut se mettre en garde contre cette tendance naturelle à croire que telle substance qui agit thérapeutiquement à faible dose doit obtenir son maximum d'activité à forte dose.

Les Nectols sont la vie organique puisqu'ils établissent le mouvement moléculaire; mais, pour que ce mouvement arrive à son maximum d'utilité, il doit se produire en présence de l'oxygène. (Ainsi que je l'ai développé dans mon traité *Maladies microbiennes*).

Comme conséquence, le traitement par les Nectols activant le mouvement moléculaire, doit se faire dans un *endroit aéré*. Mais pour que l'air extérieur puisse être utilisé, il faut que les globules rouges soient assez nombreux et assez riches en hémoglobine pour se charger d'oxygène et le déverser dans le torrent circulatoire.

Il faudra donc tenir compte, dans le traitement par les Nectols, de l'état d'anémie du sujet ; plus le malade sera anémié, moindres seront les doses.

ACTIONS DES NECTOLS
SUR LES ORGANISMES EN DÉCHÉANCE

Nous venons de voir rapidement comment les Nectols agissent sur les organismes sains, voyons maintenant leur action sur les organismes envahis. Comment vont-ils servir à la défense de l'organisme ?

Rappelons-le : *les Nectols sont une production normale de l'organisme;* ils déterminent le mouvement moléculaire. Ils proviennent de la combinaison des glucoses et de l'oxygène.

Voyons d'abord comment se défend normalement l'organisme envahi; nous verrons ensuite si les Nectols ingérés produisent ou activent le mouvement de défense naturelle. Pour bien juger de ces phénomènes prenons une plaie à ciel ouvert, de la main, par exemple; des microbes l'ont contaminée. Les premiers phénomènes qui se produisent sont la rougeur, la chaleur, la douleur, la congestion. Ces phénomènes sont dus aux toxines du microbe qui, agissant comme des ferments solubles sur les glucoses de la lymphe, les font régresser rapidement; d'où la chaleur, la rougeur. La douleur est due à ce fait que les glucoses en régressant, en présence de l'oxygène, produisent de l'acide formique. Ces décharges formiques déterminent la douleur, la cuisson, la brûlure, et stérilisent la plaie. C'est la guérison normale.

Donc, l'organisme envahi par un microbe se défend toujours par la congestion; il n'y a pas de guérison possible sans elle.

Et bien, prenez un cancer ulcéré de la peau, ou un tuberculeux de la peau, faites-lui des injections sous-cutanées de Nectols et deux heures après vous assistez aux mêmes phénomènes que nous avons vu se produire normalement autour de la plaie de la main. Rougeur et chaleur. *Nous avons donc produit artificiellement et à la volonté la même réaction chimique* que l'organisme emploie pour sa défense.

Un seul côté manque souvent à la congestion provoquée dans les maladies dont il s'agit : c'est la douleur. Elle ne se produit pas parce que la congestion déterminée dans une lymphe désoxygènée ne donne pas lieu à de l'acide formique, d'où l'insuffisance curative de la plupart de ces congestions. Les glucoses dans ces cas ne régressent que partiellement.

Les Nectols ont agi ici en activant le mouvement moléculaire, des glucoses sont arrivées plus abondantes dans le torrent circulatoire; la tension artérielle, plus élevée, imprime au courant lymphatique une vitesse plus grande; les glucoses vont donc arriver abondantes, autour des points contaminés, saturés de toxines, et y produire la congestion qui sera libératrice, si la lymphe entraîne avec elle, non seulement des glucoses mais aussi de l'oxygène. Alors, en effet, nous venons de le dire, il y aura production formique et douleur.

Il faut donc retenir, de cette explication, ce fait que la douleur, comme du reste la fièvre, sont des phénomènes accompagnant toujours les actes de défense de l'organisme. Donc quand nous traiterons un malade atteint de cancer, par exemple, et que nous verrons les douleurs augmenter après quelques jours, il ne faut pas en conclure que le mal augmente, mais, au contraire, que l'organisme lutte. Si la douleur est très vive c'est que la lutte est trop violente; nous diminuerons donc l'intensité du traitement.

Si les douleurs cessent après quelque temps, c'est la preuve que les décharges formiques ont été suffisantes pour stériliser le milieu et que l'organisme est vainqueur; si elles se poursuivent continuellement, c'est alors la preuve que l'organisme est incapable de faire un effort suffisant, et c'est une preuve d'incurabilité.

Il est évident que la violence de la douleur dépend beaucoup du point de l'organisme où se fait la décharge formique.

Ainsi les Nectols sont l'essence du mouvement moléculaire, et la défense naturelle des organismes.

Ils sont tout cela et je dis qu'il ne peut y avoir qu'eux.

Une machine à vapeur ne peut marcher qu'avec de la vapeur; on peut bien produire cette vapeur avec du bois, du charbon ou du pétrole, mais il faut toujours de l'eau.

Eh bien, l'organisme est fait pour fonctionner par les formiates ou Nectols et il ne peut fonctionner que par eux, et ceux-ci ne peuvent provenir que des glucoses.

COMMENT AGISSENT LES MERCURIAUX ARSÉNICAUX, ETC.

Toutes les substances médicamenteuses qui agissent sur l'organisme comme modificateurs de la nutrition déterminent la production de formiates.

Comment agissent, par exemple, les sels d'arsenic? Ceux-ci arrivent dans le foie qui les retient; sous l'influence de cet empoisonnement qui contracte ce viscère, les glucoses sont expulsées plus abondantes de cet organe et se transforment *en formiates* dans le torrent circulatoire.

Ainsi l'arsenic ou ses combinaisons déterminent une production *de formiates* mais c'est au détriment du foie qui perd peu à peu ses fonctions glycogéniques, devient graisseux, et ne peut plus remplir, ou très incomplètement, les fonctions qui lui sont dévolues.

La médication arsénicale donne, en apparence et momentanément, des effets heureux *par les formiates* dont elle détermine la production, mais elle assombrit terriblement l'avenir.

Les mercuriaux agissent de la même façon. Sous leur influence le foie rend son glycogène; les glucoses, plus abondantes, *se transforment en formiates* dans le torrent circulatoire.

Comment agissent les tuberculines?

Toujours en déterminant *la production de formiates.* Leur action est celle des ferments solubles; elles activent la régression des glucoses circulant dans le sang.

La levure de bière agit, elle aussi, par son ferment soluble, l'invertine, qui fait régresser les glucoses et *produit des formiates.*

Enfin, quelle est l'action des serums naturels?

Ils agissent tous de la même façon; leur plus ou moins grande activité dépend uniquement de la quantité de glucoses qu'ils contiennent.

Celles-ci, introduites dans le torrent circulatoire, se *transforment en formiates.*

Nous voyons donc que toutes les substances employées en médecine comme modificateurs de la nutrition déterminent *la production de formiates.*

Ces substances agissent, ou indirectement en lésant le foie, ou directement et aveuglément sur les glucoses du sang, ou encore par addition de glucoses, par injections hypodermiques, dans la sérothérapie.

Toutes ces méthodes vont sûrement disparaître. Il n'y en a qu'une rationnelle, c'est la méthode formique. Nous allons à présent en étudier les applications à la tuberculose, au cancer et à la syphilis.

TRAITEMENT

DE LA TUBERCULOSE

Nous voici en présence d'un tuberculeux. Comment allons-nous le traiter.

Nous nous enquerrons de suite de son âge, de sa température et de son pouls, de l'étendue des lésions, de son poids.

Supposons qu'il a 30 ans, pas de fièvre, ou à de très rares intervalles. Le pouls est normalement à 70, un peu mou. — Les lésions localisées à un sommet ne se traduisent encore que par des respirations un peu rudes.

Il tousse assez et crache peu ; son poids est au-dessous de celui qui correspond à un homme de sa taille, 1 m. 70. Pour ce type de malade, voici le traitement que nous allons établir :

Quatre fois par jour, toutes les six heures, vingt minutes au moins avant de manger, soit à peu près à six heures matin, midi, six heures soir, minuit, donnons 6 gouttes de Nectol C.

Nous donnerons le Nectol C pour relever la tension artérielle, activer la circulation, amener les glucoses plus abondantes autour des points atteints, et y produire un léger mouvement congestif.

Nous donnons le Nectol C en quatre fois parce que ses effets sont immédiats et qu'il est indispensable que la poussée moléculaire qu'il détermine soit continue.

Sous l'influence de cette médication notre malade va rapidement remonter. Le mouvement de descente de cet organisme chronique s'arrête et reprend une marche ascensionnelle.

L'appétit renait, les idées sont gaies, le sommeil reposant, toutes les fonctions organiques reprennent leur élan ; la toux se calme.

Cependant il peut arriver qu'après quelques jours de traitement, la toux, qui avait diminué, reparaît de nouveau plus fréquente.

Ce n'est certainement pas un signe d'aggravation ou de reprise du mal, cette toux prouve que la congestion légère produite autour des tubercules est le siège de décharges formiques qui irritent les filets nerveux du voisinage et déterminent la toux.

Tout le monde sait que l'on peut tousser beaucoup sans lésion pulmonaire et, au contraire, tousser peu avec d'énormes lésions.

La toux tient plutôt au siège de la lésion qu'à son étendue.

Si cet incident se produit, ou bien ne changez rien au traitement ou, tout simplement, diminuez très légèrement le nombre de gouttes de formiates.

Mais notre malade est, *comme tous les chroniques,* anémié ; il faut donc lui donner les moyens de puiser dans l'air cet oxygène nécessaire, indispensable à rendre les poussées congestives efficaces ; il faut lui donner du fer.

Donnez donc à ce malade, trois ou quatre fois par jour, immédiatement avant de prendre une alimentation quelconque, un cachet ainsi composé :

Sous-carbonate de fer...	0,10 cent.
Protoxalate de fer.......	0,20 cent.

Et surtout ne craignez pas les sels de fer dans la tuberculose, sous prétexte qu'ils déterminent des hémoptysies. C'est faux, archi-faux.

Plus un sang est riche en hémoglobine, plus il a de fibrine; plus il a de fibrine, moins l'hémoptysie est à craindre. Tout le monde sait que plus le sang est aqueux plus les hémorragies sont fréquentes; c'est trop vrai pour que j'insiste.

Oubliez cette hérésie contemporaine, désastreuse, et donnez du fer. Donnez-le au début du repas, parce que c'est le moment où la pepsine a sa plus grande puissance réductrice; c'est à ce moment que se produit dans l'estomac le plus d'hydrogène naissant, comme nous l'avons vu dans "*Maladies microbiennes*". C'est grâce à cette réduction chimique que les sels de fer sus-indiqués formeront des peptonates de fer.

Mais notre malade est déminéralisé. Donnons donc après chaque repas, trois ou quatre fois par jour, une cuillerée à café du mélange suivant :

Phosphate de potasse..... — de soude......	âa 8^{gr}
— de magnésie... Biphosphate de chaux....	âa 3^{gr}
Nitrate de potasse........ — de soude......... — de magnésie......	âa 3^{gr}
Sulfate de soude......... — de potasse........ — de magnésie......	âa 2^{gr}
Sirop de sucre............	300^{gr}

Quelle alimentation allons-nous imposer à notre tuberculeux ?

A peu près le contraire de celle conseillée par la méthode contemporaine.

Pas de gavage, pas de suralimentation. *L'engraissement est un meurtre.* Un tuberculeux gras ne peut pas guérir si sa lésion a une certaine importance.

Il faut remonter ce malade, le minéraliser, sous un faible volume, pour ne lui donner à défendre qu'une surface restreinte. Et comme nous nous défendons avec les glucoses et l'oxygène (voir *" Maladies mibrobiennes "*), plus un poumon est inapte à puiser dans l'air cet élément, moindre doit être la surface qu'il a à oxygéner. Les repas seront nombreux : trois, quatre par jour, mais modérés ; le malade ne doit pas engraisser. Son poids doit rester au-dessous de son poids normal et d'autant plus que sa lésion sera plus grande.

Ils se composeront de viandes, œufs, poissons, laitages, purées de légumes, desserts.

Un aliment aussi important que la médication, *c'est le sucre* (voir *" Maladies microbiennes "*). C'est l'élément de défense par excellence : pas de glucoses, pas d'énergie, pas d'acide formique, pas de formiates.

Il est donc absolument nécessaire que notre malade prenne, dans les vingt-quatre heures, sous une forme quelconque, au moins 150 gr. de sucre. Mais le sucre, à lui seul, ne peut pas nous défendre ; il faut de l'oxygène pour former, avec les glucoses, de l'acide formique.

*
* *

Il faut donc de l'air, et de l'air, d'une manière continue.

Le malade doit dormir les croisées entr'ouvertes ; le jour, rester au grand air ou dans des pièces ouvertes.

L'air qui lui sera le plus utile sera *l'air froid, sec et sous forte pression;* c'est dans ces conditions que l'hémoglobine fixe le plus d'oxygène. (Voir *Maladies microbiennes*).

Les boissons alcooliques seront nuisibles si elles sont prises à doses un peu élevées.

L'alcool, en effet, agit sur les organismes vivants en ralentissant la régression des glucoses ; c'est ainsi qu'il abaisse la température.

Or, les glucoses en régressant en présence de l'oxygène produisent de l'acide formique, défense naturelle des organismes vivants. L'alcool amoindrira cette défense.

Enfin notre malade, qui est peu atteint, pourra faire de l'exercice, de la marche, un travail modéré quelconque. Mais il ne faut pas oublier que l'effort musculaire consomme beaucoup de glucoses et d'oxygène et que se sont ces mêmes substances qui nous défendent.

Donc, si nous les épuisions dans le torrent circulatoire de notre malade par un travail excessif, il ne les aurait plus pour se guérir. Conséquemment, *travail modéré en rapport avec l'étendue de la lésion.*

Nous allons ainsi traiter ce malade pendant dix ou douze jours, et lorsque nous verrons le mouvement ascensionnel se dessiner franchement, nous diminuerons la dose de Nectol C, ne donnant que 4 gouttes chaque fois. *On ne gagne rien à vouloir marcher très vite, mais on perd souvent beaucoup.*

Continuons le même traitement pendant trois semaines. Arrêtons une semaine et recommençons ainsi par période de trois semaines.

Le malade remonte peu à peu. Il se sent plus solide; le travail, la marche ne le fatiguent plus.

Les bacilles ont disparu des crachats. Est-ce la guérison définitive? Pas encore. La disparition du bacille n'indique pas la disparition de la cause du mal.

Sous l'influence des décharges formiques les bacilles se sont transformés en spores, sorte de graines qui n'attendent qu'une occasion de se retransformer en bacilles lorsque, le malade ne s'oxygénant plus, les décharges formiques ne se produisent pas. Le terrain redevient favorable à l'infection.

Si le malade au contraire continue le traitement malgré cette apparente guérison, il va reprendre peu à peu la densité de ses tissus et fixer la quantité d'hémoglobine nécessaire à l'oxygénation permanente de sa masse.

Que vont alors devenir les spores ?

Les spores sommeillent dans les espaces intercellulaires, or ces espaces très étroits ne sont traversés que par les leucocytes. Ceux-ci, plus gros que ces espaces ne sont larges, entraînent et agglutinent tous les corps étrangers qui s'y trouvent; les spores sont donc entraînées mécaniquement par les leucocytes, que M. Metschnikoff appelle, dans ce cas, phagocytes.

Ces phagocytes eux-mêmes sont la substance avec laquelle la cellule s'alimente. En assimilant le phagocyte la cellule incorpore la spore incluse dans celui-ci, et c'est dans le liquide plastidien de la cellule qu'elle sera définitivement désagrégée.

C'est ainsi que l'organisme se désinfecte définitivement.

A ce moment le malade est complètement guéri.

*
* *

Prenons un second cas : le même malade, à une période plus avancée. Le bacille a envahi le tiers supérieur d'un poumon, y a déterminé la production de tubercules. La respiration est légèrement soufflante ou au contraire très insuffisante.

Dans le premier cas les tubercules sont nombreux et

en masse, dans le second cas ils sont disséminés, obturent les bronches et empêchent ainsi l'arrivée de l'air dans l'alvéole, d'où silence. Le malade n'a pas ou très rarement de la fièvre.

Donnons le même traitement que précédemment, diminuons cependant la dose de Nectol C : au lieu de 6 gouttes donnons 5 gouttes chaque fois, et cela parce que le tuberculeux au deuxième degré est plus anémié que celui du premier degré.

Après quinze jours de traitement, quand le malade va être beaucoup mieux comme état général, un phénomène va se produire qu'il est important de connaître pour ne pas en être effrayé.

Dans toutes les parties où la respiration était soufflante ou insuffisante nous allons percevoir par l'auscultation des craquements secs, des râles sous-crépitants, enfin tous les bruits qui indiquent que l'air repénètre là où il n'arrivait plus. Nous ne nous alarmerons pas plus de ces bruits que nous ne nous effrayons des râles de retour de la pneumonie, qui indiquent la fin de la maladie ; les alvéoles redeviennent perméables.

Cette perméabilité est due à résorption des tubercules par les leucocytes régénérés. Et la preuve, c'est que le malade respire mieux et ne crache pas davantage ; donc ce n'est pas la fonte du tubercule.

Traitons ce malade *exactement* comme le précédent ; donnons simplement des doses de Nectol légèrement plus faibles, 5 gouttes au lieu de 6 au début, 3 au lieu de 4 ensuite.

Les doses de fer et de phosphate sont maintenues.

Supposons, à présent, ce même malade atteint, dans la même étendue pulmonaire, de tuberculose au troisième degré, avec fonte disséminée des tubercules et expectoration abondante. Donnons le même traitement, en commençant par 4 gouttes chaque fois.

Que va-t-il se produire ?

Après quarante-huit heures, l'expectoration devient plus facile et plus abondante, et souvent elle contient des stries de sang.

C'est la preuve de la congestion légère qui se produit autour des tubercules en voie de fonte et qui pousse à leur élimination. Après très peu de jours les exporations diminuent; la nature des crachats se modifie: ils deviennent de moins en moins purulents, ils sont plus aérés ; le changement n'échappe pas au malade, qui est le premier à en faire l'observation. Cette augmentation des expectorations au début, avec accompagnement de stries sanguines, est la seule observation qui me paraisse intéressante à citer.

Le traitement sera continué comme pour le précédent.

*
* *

Nous arrivons maintenant aux cas difficiles et graves, je veux dire aux formes fébriles.

Ces tuberculeux ont des côtés communs ; *ils sont presque toujours jeunes, de quinze à vingt-cinq ans et ils sont très anémiés.* Ces organismes non mûris n'opposent aucune résistance à l'infection.

Parmi eux, deux catégories : ceux dont la fièvre est intermittente et ceux dont la fièvre est continue. L'intermittence de la fièvre chez les premiers indique que l'organisme est capable encore de quelque effort utile.

En effet, la poussée fébrile est due à l'entrée des tuberculines dans le torrent circulatoire ; celles-ci produisent une régression plus rapide des glucoses, d'où élévation de température et production plus grande de fibrine; comme conséquence, les globules rouges se multiplient; grâce à eux l'oxygène est puisé dans l'air plus abondamment; la lymphe s'oxygénise et les parties contaminées se stérilisent momentanément sous l'influence de l'acide formique produit par la régression des glucoses au contact des tuberculines. Les bacilles ne prolifèrent plus, ils sont réduits à l'état de spores.

Si ce malade n'est pas très affaibli, cette poussée fébrile aura été assez forte pour arrêter un certain temps la marche de la tuberculose.

Mais les mêmes causes d'affaiblissement persistant, le malade va perdre peu à peu le bénéfice de sa poussée fébrile, les globules rouges vont rebaisser de nouveau, la lymphe ne va plus être oxygénée, les spores du bacille vont se retransformer en bacilles actifs, de nouvelles toxines vont être produites qui détermineront une nouvelle poussée fébrile, suivie d'un nouvel arrêt de l'infection.

On voit donc : 1° que la tuberculose va marcher par acoups, par périodes de relèvement suivies de périodes de chutes, l'organisme luttant et se relevant par la fièvre.

2° Que ces périodes de relèvement, ces efforts faits par l'organisme pour se stériliser vont aller en décroissant d'énergie.

Les poussées fébriles vont se rapprocher de plus en plus, jusqu'à ce qu'elles deviennent **continues.**

A ce moment, l'organisme est pieds et poings liés devant l'infection. Il ne résiste plus, sa fièvre n'a plus d'effet utile, parce que la régression des glucoses se fait dans une lymphe désoxygénée et ne donne, par conséquent, pas lieu à de l'acide formique, mais bien à des produits intermédiaires : oxalates, lactates, acétates, etc.

*
* *

Nous voyons donc qu'il sera facile de juger de la gravité de ces cas par la fréquence des poussées fébriles. Plus les poussées fébriles se rapprocheront, plus l'état du malade sera grave.

Comment traiter ces cas?

Il suffit de nous rappeler que les formiates introduits dans l'organisme produisent tous les phénomènes que détermine la fièvre, et même, à haute dose, ils donnent la fièvre.

Nous avons donc là un moyen de maintenir le terrain conquis par la fièvre en en maintenant les résultats.

Pour cela donnons le même traitement déjà indiqué, mais à faible dose : 3 gouttes de Nectol C chaque six heures; le fer et le phosphate comme il a été dit et *surveillons la température.*

Si la fièvre devient de plus en plus rare, c'est bien, la dose est suffisante, nous la maintiendrons et nous traiterons ces malades comme les précédents.

Si la fièvre, au contraire, paraît augmenter et devenir plus fréquente, diminuons la dose : 2 gouttes d'abord, puis 1 goutte.

Les malades seront *au repos absolu* dans des pièces aérées nuit et jour, on leur donnera 150 grammes de sucre par jour en dehors de l'alimentation ordinaire.

Le repos absolu est indispensable pour ces malades, parce que, nous l'avons dit, la contraction musculaire use beaucoup de glucoses et d'oxygène et, par conséquent, raréfie ces éléments dans le sang où ils sont de première nécessité pour la défense de l'organisme.

Si malgré ces précautions la fièvre reste continue, *le malade est irrémédiablement perdu, et alors il faut faire pour prolonger sa vie un traitement opposé.*

Jusqu'à présent nous avons activé la lutte, mais puisqu'elle est sans effets utiles, prolonger l'effort est sûrement le moyen de précipiter le dénouement.

Pour prolonger ces malades il faut supprimer le Nectol et toute médication, ne donner que du sucre, éviter de les oxygéner continuellement, car l'oxygène va encore activer la combustion de cet organisme et l'user plus vite; les pièces chauffées seront favorables; surtout les pays d'altitude ou l'air raréfié, ne permettra qu'une oxygénation lente.

Ne transportez pas ce malade de la ville, par exemple, à la campagne; vous verriez sa situation empirer très vite. Il est voué à la mort; si vous voulez qu'il meure lentement, qu'il ne soit qu'une pâture lente aux bacilles désorganisateurs, éteignez en lui toute tentative de lutte; ne lui donnez que très parcimonieusement ce qui fait la vie.....

*
* *

Les doses de Nectol indiquées jusqu'à présent sont celles qui sont utiles pour un adulte, elles devront être rarement supérieures.

Pour un enfant, jusqu'à sept ans, 1 goutte quatre fois par jour suffit en général; à partir de cet âge jusqu'à quinze ans, 2 gouttes sont nécessaires. On diminuera fer et phosphates dans les mêmes proportions.

CONTRE-INDICATIONS

L'Hémoptysie. — L'hémoptysie sera rare par ce traitement. Le sang augmentant de plasticité obturera plus facilement les artérioles malades.

Cependant si des hémoptysies légères venaient à se produire, crachats rouillés, ou mêlés de stries sanguines, diminuez *à peine* le nombre de gouttes de Nectol C. Si l'hémoptysie était abondante, supprimez-les quelques jours. Attendez que l'hémoptysie soit arrêtée depuis trois ou quatre jours, et recommencez le même traitement en diminuant légèrement le nombre de gouttes de Nectol.

*
* *

Cœur. — Les lésions du cœur ne seront pas une contre-indication absolue, mais obligeront le médecin à une surveillance plus active et à des doses moindres.

Les formiates, en effet, vont relever la tension artérielle en augmentant la plasticité du sang et, de ce fait, le cœur sera obligé de produire un effort plus considérable.

Donc il ne faudra donner aux cardiaques que de faibles doses de Nectol C, 2 ou 3 gouttes chaque fois au maximum.

Tout dépendra, du reste, de l'énergie du myocarde. Si un peu d'essoufflement apparaissait on suspendrait deux jours et on reprendrait avec des doses légèrement moindres.

Ce que nous avons dit pour les cardiaques nous le dirons pour les artério-scléreux avancés, avec athérome. De fortes doses de Nectol, en relevant trop vite la tension artérielle pourraient déterminer des congestions passives pulmonaires, ou cérébrales.

3 gouttes de Nectol C quatre fois par jour, me paraissent la meilleure dose à donner aux malades âgés de plus de soixante ans.

*
* *

Il arrivera quelquefois que sans être cardiaque ou artério-scléreux le malade en traitement éprouvera une lassitude générale, une légère courbature.

C'est un signe peu important, qui prouve cependant, que l'effort demandé au cœur est trop grand, le myocarde qui participe de l'anémie générale a besoin d'un certain temps de traitement pour reprendre toute son énergie.

Dans ces cas, diminuons très légèrement les doses : 2, 3 gouttes en moins dans les vingt-quatre heures suffiront à faire disparaître cette sensation, et vous serez alors à la dose momentanément exacte.

*
* *

Appareil digestif. — Du côté de la digestion nous aurons rarement des troubles.

Cependant, tandis que le traitement par le Nectol relève en général très rapidement l'appétit et active la digestion, chez certains sujets, au contraire, il diminue celui-là et ralentit celle-ci.

On voit ce fait se produire souvent chez les malades *gras*.

L'activité des échanges moléculaires étant accrue, la graisse rentre dans le torrent circulatoire ; le malade vit de ses réserves, il maigrit ; aussi n'a-t-il qu'un appétit très médiocre.

Que ce fait ne vous alarme pas ! Au contraire, réjouissez-vous ; *un tuberculeux sérieusement atteint qui reste gras, ne guérit jamais.* Cet amaigrissement est la preuve que l'organisme se relève, qu'il devient assez fort pour utiliser ses réserves ; il va se remettre en équilibre, c'est-à-dire *qu'il va mettre son poids, sa masse en rapport avec la puissance oxygènante de ses poumons, avec sa lésion.*

Il vit de ses graisses, comment pourrait-il avoir de l'appétence pour la nourriture ?

Continuez le traitement, et considérez l'amaigrissement d'un tuberculeux gras comme un fait d'*excellente augure.*

Enfin, certains tuberculeux maigres ne voient pas leur appétit remonter; ceux-là ont suivi presque toujours un *long traitement* arsénical; les fonctions glycogéniques du foie à la suite de l'empoisonnement par ce métalloïde sont très diminuées; aussi lorsque vous appliquez le traitement par le Nectol qui fait appel à ces fonctions glycogéniques, le foie, à sec de provisions et d'énergie, ne répond plus.

Le mouvement moléculaire que vous essayez d'activer et qui a forcément son point de départ dans les glucoses ne pourra subir, dans ce cas, qu'une très légère modification.

Aussi faut-il donner de faibles doses de Nectol, 2 gouttes chaque fois et insister sur le sucre.

Les fonctions glycogéniques s'amélioreront peu à peu, vous verrez l'appétit reparaître.

Chez les sujets déjà très envahis, la diarrhée peut quelquefois se produire; on doit, à ce moment, utiliser le laudanum de Sydenham, pour l'arrêter; il faut diminuer en même temps le nombre de gouttes de Nectol.

Instituer un régime alimentaire très sévère, exclusivement composé d'œufs, laitage, riz au lait.

La diarrhée passée, vous recommencez à doses moindres.

*
* *

Le traitement que nous venons de développer sera nuisible aux tuberculeux qui ont perdu plus que la moitié de leur surface pulmonaire. En effet, l'effort que nous allons exiger de ces malades restera sûrement sans effet, puisqu'il ne leur reste pas une surface pulmonaire suffisante pour l'oxygénation de leur organisme. Donc vous les fatiguez inutilement; si ce traitement guérit la tuberculose il ne fait pas repousser un organe disparu. Quand un tuberculeux est arrivé à ce point, le meilleur moyen de le prolonger, c'est de ne rien faire qui puisse réveiller les moyens de défense.

*
* *

Enfin, voici pour terminer ces remarques, quelques observations qui montreront clairement les effets des Nectols sur la nutrition générale.

Voici un tuberculeux que l'on gave et qui maigrit quand même, mettons-le au traitement indiqué, et *diminuons de moitié* la quantité d'aliments absorbés primitivement.

Si la dose de Nectol est exacte et peu élevée, il engraisse de suite; quelquefois au point qu'il faut restreindre l'alimentation pour éviter l'engraissement que je considère comme une cause de mort absolument certaine.

Et bien, ce malade qui engraisse par exemple d'un kilo par semaine, avec 20 gouttes de Nectol par jour, donnons-lui trente gouttes et exactement le même traitement dans les mêmes conditions.

Ce malade, *au lieu d'engraisser, va maigrir et quelquefois très rapidement.*

Enfin, analysons ses urines avant le traitement, analysons-les après dix ou douze jours, et nous constatons que *l'urée a augmenté* dans les urines, quelquefois beaucoup.

Faisons suivre ce même traitement au même malade en ne faisant varier que l'aération.

C'est-à-dire que dans le premier cas l'aération soit continue et dans le second restreinte. Si ce malade séjourne dans des pièces chauffées et closes *l'urée n'augmente pas, mais, en revanche, le malade a fréquemment des vomissements bilieux.*

Ainsi, ce mouvement moléculaire que nous activons par les formiates *va donner lieu à une excrétion d'urée plus abondante, s'il se fait en présence d'une quantité d'oxygène proportionnelle à son intensité, ou bien à de la bile si la quantité d'oxygène est insuffisante.*

Nous voyons donc l'importance capitale qu'il y a à faire suivre le traitement par les Nectols concurremment avec l'aération continue.

Avec une aération restreinte, ce traitement *est nuisible*, car le mouvement moléculaire établi ne peut augmenter la densité des éléments du sang que s'il se fait en présence de l'oxygène ; si celui-ci fait défaut, c'est une perte et non un bénéfice.

Avec de l'air, ce traitement mûrit l'organisme, sans air il l'anémie.

Comment en serait-il autrement ! L'organisme est la résultante de combinaisons chimiques qui se produisent dans certaines conditions de pression, de lumière, de chaleur et d'aération ; chacun de ces phénomènes est dans un rapport précis, obligé, avec les autres ; si l'un de ces phénomènes change, les autres doivent suivre la même marche, autrement l'équilibre est rompu.

C'est ainsi que chaque organisme se met en équilibre dans son milieu.

Si donc vous voulez remonter un organisme qui déchoit dans un milieu déterminé, *il faut d'abord le sortir de ce milieu ou en changer les conditions hygiéniques.*

Une fois ces conditions hygiéniques changées, vous redonnerez avec les Nectols l'élan nécessaire à cette machine en détresse. Ce mouvement se faisant à présent dans les conditions de lumière, de chaleur, de pression et d'aération suffisantes, va redonner à l'organisme toute sa vigueur.

Il faut donc que l'organisme soit en équilibre, et en équilibre dans un milieu largement oxygéné; la guérison n'est complète et durable qu'à ces conditions.

Qu'est-ce donc que l'équilibre de l'organisme?

Un organisme est en équilibre lorsque le poids moléculaire de ses albumines est en rapport avec sa masse totale, et comme tous les corps composant le liquide sanguin sont dans un rapport constant, on peut dire: **Un organisme est en équilibre lorsque sa richesse en hémoglobine est suffisante pour puiser dans l'air l'oxygène nécessaire à oxygéner toutes ses parties.**

TUBERCULOSE DES OS

La tuberculose des os guérit par ce traitement mieux encore que la tuberculose pulmonaire.

Toutes les prescriptions suivies par le pulmonaire le seront avec la même rigueur par le tuberculeux osseux.

Tout se passe pour les os comme pour le poumon.

Si les tubercules des os ne sont pas ramollis, s'il n'y a pas collection purulente, ils vont être résorbés et tout disparaît.

Si, au contraire, il y a pus formé, l'abcès froid se transforme en abcès chaud; des poussées congestives se produisent: rougeur, chaleur, douleur, l'abcès veut percer.

Ce qu'il y a de mieux à faire dans ce cas, c'est d'ouvrir l'abcès sans autre opération chirurgicale.

Pendant deux ou trois jours, le pus coule abondant et épais; les jours suivants il devient de plus en plus liquide. Ce n'est bientôt plus qu'un liquide filant albumineux qui va aller peu à peu en diminuant pendant que la poche de l'abcès se rétrécit et s'obture.

Les moyens antiseptiques habituellement employés dans ces cas pourront activer la guérison de ces lésions.

TUBERCULOSE DE LA PEAU

La tuberculose de la peau guérit aussi par le même traitement; mais celle-ci demande une *aération parfaite*.

Pour que l'oxygène puisse arriver dans les dernières ramifications des lymphatiques de la peau, qui sont les plus éloignés du centre oxygénant, il faut que ce centre en puisse être saturé.

Donc, pour le lupique il faut une aération continue et dans un air pur. L'air du centre des villes est insuffisant; il faut aller à quelques kilomètres des fortifications.

Sous l'influence du traitement, les parties de la peau qui sont œdématiées reprennent leur épaisseur normale, il se fait autour des tubercules de petites poussées congestives qui ne pourront avoir d'effet sur le bacille, que lorsque le tubercule sera résorbé et la lymphe oxygénée.

Vous n'obtiendrez ces résultats que si vous maintenez ces malades au-dessous du poids normal qui correspond à leur taille.

Pour les tuberculeux de toute sorte, le cancéreux surtout et même les syphilitiques, l'engraissement est la pire des choses.

Pour les tuberculeux pulmonaires et les cancéreux, *c'est la mort;* pour les autres c'est la guérison rendue difficile et même quelquefois impossible.

TRAITEMENT DU CANCER

Nous avons vu quelle était la genèse de la cellule cancéreuse *(Maladies microbiennes)*.

Sur un organisme chronique, dont les éléments perdent progressivement leur densité, un microbe à toxines peu actives pénètre par les lymphatiques dans l'intimité des tissus.

Ces toxines peu actives agissent sur les glucoses rares d'une lymphe désoxygénée et déterminent une réaction imperceptible, une décharge formique nulle.

Le microbe continue à se développer. Sa toxine détermine la régression locale des glucoses et une prolifération anormale des cellules au contact desquelles elle se produit, d'où le tissu nouveau. Le cancer est né ; il se développe aux dépens des glucoses et des albumines destinées à l'ensemble de l'organisme ; c'est un parasite.

L'organisme qui baissait déjà va baisser encore plus vite si nous n'arrivons à son secours. Quel traitement lui appliquer ?

Le même que celui des maladies chroniques.

1° Activer le mouvement moléculaire. Pour cela donnons pour un adulte, quatre fois par jour, toutes les six heures, une demi-heure au moins avant de prendre une alimentation quelconque, 4 gouttes de Nectol C.

2° Pour que ce mouvement moléculaire activé produise des effets utiles, c'est-à-dire augmente la densité des éléments, aérons le malade nuit et jour ; sans air continu, aucune maturation des albumines, aucune guérison.

Afin que cet organisme puisse fixer l'oxygène indispensable qu'il aura puisé dans l'air, il lui faut des sels de fer. Administrons donc, chaque fois que le malade prend des aliments, trois et quatre fois par jour, un des cachets suivants :

Protoxalate de fer.......	0,20^{cent}
Sous-carbonate de fer....	0,10^{cent}

Mais notre malade est déminéralisé, pauvre en phosphates ; donnons après chaque absorption d'aliments une cuillerée à café du sirop suivant :

Phosphate de potasse.... — de soude.....	âa 8^{gr}
— de magnésie.. Bi-phosphate de chaux..	âa 3^{gr}
Nitrate de potasse...... — de soude....... — de magnésie....	âa 3^{gr}
Sulfate de soude .... — de potasse...... — de magnésie....	âa 2^{gr}
Sirop de sucre..........	300^{gr}

Reminéralisons ce malade, mais sous un petit volume. *Ne l'engraissons pas s'il est maigre ; réduisons sa masse, s'il est gras,* pour que la quantité de lymphe soit moins considérable et la surface à défendre moins étendue.

On ne guérit jamais un cancéreux très gras, tandis qu'on le guérit facilement s'il reste maigre.

Enfin, en activant le mouvement moléculaire, nous épuisons les glucoses du foie, puisque ce mouvement moléculaire est comme une chaîne dont le premier chaînon est la glucose et le dernier la cellule.

Si nous faisons progresser un chaînon, tous les

autres suivent, les glucoses vont se transformer plus vite sous l'influence de ce traitement.

Il faut donc donner du sucre pour recharger le foie en glycogène. Pour un adulte, 150 gr. par jour est la dose minima, à mon avis.

Songez que chez le cancéreux il faut que les glucoses consommées quotidiennement soient suffisantes, non seulement pour entretenir ce mouvement moléculaire que nous activons, mais encore pour compenser les pertes de glucoses que fait subir à l'organisme le néoplasme qui se développe grâce à elles.

Il faut donc aux cancéreux beaucoup de sucre, 150 et même 200 gr. par jour, sans compter les glucoses que leur fournissent les féculents contenus dans l'alimentation ordinaire.

Enfin, il faut se rappeler toujours que le cancéreux *est plus pauvre en hémoglobine que le tuberculeux;* qu'il a par conséquent besoin d'une atmosphère encore plus oxygénée. *(Maladies microbiennes).*

On ne guérit pas le cancer au centre de Paris, mais très bien à dix minutes des fortifications. Non pas que l'air de nos rues soit beaucoup plus pauvre en oxygène que l'air des champs, mais parce que nous n'en respirons pas des quantités égales. Les poussières et les odeurs désagréables qui saturent l'air de Paris produisent une impression pénible sur les muqueuses de l'arbre aérien, et *nous enlèvent la soif de l'air.* Nous ne faisons que de petites inspirations. Nous ne prenons d'air que ce qui est indispensable à la vie. De même qu'on boit à longs traits, d'une eau fraîche et limpide, tandis que quelques gorgées d'eau tiède et saumâtre nous suffisent.

Donc je le répète, il faut pour guérir un cancéreux encore plus d'air que pour guérir un tuberculeux, et de l'air pur. On trouve cet air partout, hormis au centre des grandes villes.

Le traitement variera légèrement avec chaque malade. Ces variations seront indiquées non pas par le néoplasme lui-même, mais par l'état général du malade.

Si nous traitons un cancéreux encore valide, pas trop anémié, avec une tension artérielle moyenne, 5 gouttes de Nectol C, quatre fois par jour, seront la dose pour un adulte.

Si le malade est au contraire très anémié, avec une tension artérielle faible, les doses doivent être moindres, 4 gouttes suffiront alors.

Voyons les résultats du traitement : 1° Du côté douleur ; 2° Du côté tumeur.

1° *Côté douleur.* — Elle augmente souvent légèrement dans les premiers temps, c'est la lutte qui commence ; l'organisme se relève, les glucoses, plus abondantes, arrivent avec des traces d'oxygène ; des décharges formiques se produisent qui augmentent la douleur, mais commencent la stérilisation de la tumeur. Quelquefois de légers mouvements fébriles se produisent. Si le malade n'est pas très anémié et s'il est dans des conditions d'aération suffisante, les douleurs iront en s'atténuant rapidement et disparaîtront ; ce sera la preuve que la lymphe est suffisamment pourvue de glucoses et d'oxygène pour stériliser le milieu. Si au contraire le malade est très anémié, les douleurs dureront plus longtemps et le néoplasme sera résorbé plus lentement.

Si le malade a tellement perdu de son hémoglobine qu'il en soit arrivé à la teinte feuille morte et que son sang n'ait plus qu'une couleur roussâtre, fluide comme de l'eau, dans ce cas la guérison est impossible. Le malade a dépassé les limites du relèvement possible.

On guérit les malades mais on ne ressuscite pas les morts.

Voilà pour la douleur.

2° *Côté tumeur.* — La disparition de la tumeur en elle-même va suivre une marche différente, suivant son siège, suivant les conditions dans lesquelles a débuté le traitement.

A) Suivant le siège : le néoplasme est dans l'intimité des tissus, comme le cancer du sein non encore ulcéré par exemple, ou il est en contact avec l'air, comme le cancer de la langue.

Le premier va peu à peu se ramollir, la tumeur a l'air de fondre, elle s'évanouit et le sein reprend ses dimensions et sa sensibilité premières.

Le second, au contraire, en contact avec l'air, se nécrose, les tissus mortifiés tombent, on empute ainsi la langue.

B) Suivant les conditions dans lesquelles a débuté le traitement.

Si vous traitez ce cancéreux pendant les premiers mois par exemple, dans un milieu modérément aéré, les douleurs seront peu ou pas augmentées, le néoplasme régressera en partie ou même complètement. Si le malade à ce moment va dans un milieu bien aéré, *il est pris de frissons, la fièvre s'allume, les parties où était le néoplasme rougissent et se tuméfient,* elles sont chaudes et douloureuses. Il se fait ici d'un seul coup la stérilisation des parties qui s'était faite chez le premier malade petit à petit, au fur et à mesure que régressait la tumeur.

L'organisme s'était peu à peu remonté, les leucocytes avaient augmenté suffisamment de poids moléculaire pour pouvoir résorber le néoplasme; mais l'oxygène n'arrivait pas en assez grande abondance pour produire la décharge formique. Dès que cet organisme a été placé dans un milieu plus aéré, ce phénomène s'est produit avec d'autant plus de violence qu'il se fait en même temps sur toutes les parties occupées antérieurement par le néoplasme.

Cette tuméfaction des parties ne dure pas longtemps, deux ou trois jours en général, davantage si le malade n'est pas dans des conditions d'aération parfaites.

A partir de ce moment, non seulement le néoplasme a disparu, mais les microbes du cancer sont ou désorganisés ou ramenés à l'état de spores, c'est-à-dire réduits à l'état d'impuissance relative, mais encore menaçante.

Il faut donc maintenir cet organisme dans les mêmes conditions d'hygiène et de traitement pour le remonter encore et *le faire sortir de la chronicité.*

Pendant ce temps les leucocytes rempliront leurs fonctions de balayeurs comme je l'ai dit à propos de la tuberculose.

Les spores seront entraînées par eux et seront désorganisées dans l'intérieur des cellules où elles arriveront par l'intermédiaire de ces leucocytes.

Mais, me dira-t-on, pourquoi le microbe du cancer n'est-il pas entraîné par les leucocytes, comme la spore elle-même ?

Par cette raison toute simple que tant que le microbe reste microbe, et partant tant qu'il sécrète des toxines, celles-ci déterminent autour du microbe une prolifération cellulaire *qui l'encapsule* et le met à l'abri des atteintes soit du leucocyte, soit des décharges formiques.

Il faut pour atteindre ce microbe et le transformer en spore, *résorber d'abord* les proliférations cellulaires qui l'entourent; le microbe alors mis à nu peut être atteint par la décharge formique, transformé en spore et entraîné par le leucocyte.

C'est le résultat que nous obtiendrons par le traitement méthodique indiqué, qui fait repasser l'organisme par toutes les étapes traversées pendant la période de descente.

Pour permettre à cet organisme de se libérer complètement il faut donc, comme je viens de le dire, le remonter encore, le faire sortir de la chronicité, *le remettre en équilibre.*

Je répète qu'un organisme est en équilibre lorsque ses moyens d'oxygénation, c'est-à-dire son poids d'hémoglobine est suffisant pour prendre à l'air la quantité d'oxygène nécessaire à oxygéner toute sa masse.

On voit donc quelle importance aura l'hygiène de ce malade. Il faut qu'il reste à l'air longtemps encore après sa guérison apparente, en évitant avec grand soin toute suralimentation, tout engraissement.

Il se minéralisera grâce au traitement indiqué, sous un petit volume.

*
* *

Les contre-indications seront les mêmes pour le cancéreux que pour le tuberculeux puisque nous ne nous occupons que de l'état général; inutile de répéter ici ce que j'ai dit quelques pages plus haut; il en sera de même pour les doses suivant l'âge.

Les hémorragies dans le cancer demanderont les mêmes précautions que l'hémoptysie.

*
* *

Ce traitement ne ressuscite pas les mourants, mais toutes les fois qu'il sera appliqué *dans son intégralité, sans en rien omettre,* à une période où le mal est depuis longtemps diagnosticable et diagnostiqué, il sera curatif, je l'affirme.

Il le sera encore bien souvent lorsque le malade, atteint depuis longtemps et opéré déjà, oppose quelque résistance au mal envahisseur.

Il ne le sera que tout à fait exceptionnellement, lorsque le malade, envahi depuis longtemps, n'oppose plus aucune résistance au mal et n'est plus qu'une loque humaine.

Il sera sous peu, j'en suis certain, facile de préciser mathématiquement les cas irrémédiables, lorsque nous aurons des moyens précis de mesurer *la quantité d'hémoglobine de chaque malade, et le pouvoir réducteur de cette hémoglobine.*

Le traitement de la syphilis est semblable en tous points à celui du cancer.

Seulement avec le syphilitique les précautions à prendre sont moins grandes, son état général étant presque toujours meilleur.

TYPE D'ORDONNANCE

Pour faciliter la tâche de mes confrères, voici un type d'ordonnance pour toutes les maladies chroniques; les doses seules de Nectol pourront changer légèrement suivant le cas, suivant l'âge.

On comprendra qu'il soit possible de donner un type d'ordonnance pour toute une série de maladies puisque nous ne tenons aucun compte de la nature de l'affection, mais seulement du degré de déchéance de l'organisme.

Un organisme en équilibre est invulnérable; s'il est atteint par une infection quelconque c'est qu'il déchoit. Remettez-le en équilibre et toute infection cesse ipso facto.

Ordonnance pour un adulte chronique modérément affaibli.

1° Nectol C :

Six gouttes, dans un verre à liqueur d'eau sucrée, à six heures matin, midi, six heures soir, minuit. A jeun, au moins vingt minutes avant l'absorption d'un aliment (4 gouttes seulement après la première semaine).

2°	Protoxalate de fer.......	0,20cent
	Sous-carbonate de fer...	0,10cent

pour un cachet F. S. A., 60 cachets semblables.

Un cachet immédiatement avant chaque repas (trois ou quatre fois par jour.)

3°	Phosphate de potasse...	âa 6gr
	— de soude....	
	— de magnésie.	âa 3gr
	Bi-phosphate de chaux..	
	Nitrate de potasse.......	âa 3gr
	— de soude........	
	— de magnésie.....	
	Sulfate de potasse.......	âa 2gr
	— de soude........	
	— de magnésie.....	
	Sirop de sucre..........	300gr

Une cuillerée à café après chaque repas (trois ou quatre fois par jour.)

4° Cent cinquante grammes de sucre sous une forme quelconque, dans les vingt-quatre heures.

5° *Aération continue.* — Dormir les croisées entr'ouvertes. Eviter les pièces chauffées et closes. Le climat idéal est celui où l'on trouve une température basse, une pression forte, un air sec, une atmosphère lumineuse et pure. Les mauvaises odeurs sont nuisibles en diminuant l'appétence pour l'air.

La maison du malade chronique doit être dans la plaine, à faible altitude, dans les environs des bois, mais pas au milieu des forêts.

En effet, le séjour dans les bois pendant le jour

oxygène considérablement, mais dès que tombe le jour, on étouffe sous bois.

Cela tient à la quantité d'oxygène dégagée par le végétal sous l'influence du soleil, tandis qu'il répand des torrents d'acide carbonique dès que le jour tombe.

6° Alimentation : viandes peu cuites, œufs peu cuits, poissons, laitages, purées de légumes, etc.

Mais éviter la suralimentation; le malade ne doit pas engraisser, il doit toujours rester à un poids inférieur à celui qui correspond normalement à sa taille.

7° Le travail sera permis au malade suivant son état d'anémie.

Plus il sera anémié plus il devra se reposer.

Le repos absolu est indispensable pour les malades chroniques, fébriles.

Après chaque période de quinze jours de traitement, on suspendra pendant sept jours les gouttes de Nectol C; mais les gouttes seulement.

TRAITEMENT DE L'ANÉMIE

Toutes les fois qu'un organisme déchoit, il s'anémie, il perd son hémoglobine, le mouvement moléculaire est ralenti, la vie paraît s'éteindre peu à peu.

Le plus puissant des moyens curatifs est le formiate de fer: Nectol F.

Essayez et vous serez surpris des résultats.

Donnez à vos anémiques adultes de 5 à 10 gouttes de Nectol F dans un verre à liqueur d'eau sucrée après les trois repas de la journée.

Obligez-les à prendre de 100 à 150 grammes de sucre sous une forme quelconque et limitez leur travail musculaire.

Exigez l'aération continue ou aussi grande que possible; que les croisées de leur chambre restent entr'ouvertes pendant la nuit.

Vous guérirez ainsi les chloroses les plus rebelles.

Deux remarques seulement sont à faire :

1° Si après deux ou trois jours de traitement le sujet se sentait quelque peu courbaturé il faut diminuer très légèrement le nombre de gouttes.

2° Il arrivera quelquefois qu'après cinq, six ou huit jours de traitement, le sujet qui est déjà très remonté, sera pris de fièvre et aura une amygdalite ou un léger embarras gastrique, ou un rhume à évolution très rapide, ou telle autre indisposition. Ne vous effrayez pas, c'est la preuve absolue de l'efficacité du traitement; l'organisme remonte.

En effet, cet organisme en déchéance n'ayant plus une lymphe assez riche en glucoses et en oxygène, des cultures microbiennes se produisent sur toutes les muqueuses accessibles à l'air : bronches, nez, tube digestif, etc., et viennent encore augmenter le mouvement de chute de cet organisme.

Dès que le traitement agit, la circulation est plus active; la lymphe plus riche en glucoses et en oxygène va reconquérir un terrain qu'elle ne pouvait plus défendre. Les toxines de ces cultures microbiennes vont déterminer la régression plus rapide des glucoses, d'où fièvre, congestion locale et stérilisation des parties envahies par la production d'acide formique.

Suivant que ces cultures microbiennes auront pour siège ou les amygdales, ou les bronches, ou l'intestin, nous aurons des amygdalites, des bronchites ou de l'embarras gastrique.

Mais ces accidents seront toujours de très courte durée, car l'infection n'était encore que peu prononcée, en formation pourrai-je dire, sans quoi la maladie eut déjà éclaté.

Nous allons ainsi au devant de la maladie, nous la tuons dans l'œuf.

Modérez le traitement pendant ces crises, et reprenez-le de suite après; vous conserverez ainsi un terrain reconquis.

N'oubliez pas surtout que la fièvre est la défense naturelle de l'organisme ; qu'à ce moment *les moyens d'oxygènation de cet organisme augmentent;* que, par conséquent, il faut à ce malade fébrile pour que sa fièvre ait le maximum d'effets heureux, *plus d'air qu'à un bien portant.*

N'ayez pas peur de l'air pour les fébricitants, *ouvrez, ouvrez les croisées;* pas de pièces chauffées, l'air chaud n'oxygène pas.

Couvrez les malades, mais qu'ils respirent continuellement de l'air frais et renouvelé.

TRAITEMENT

DES ULCÈRES VARIQUEUX

Une des affections les plus intéressantes à traiter par le Nectol F ce sont les ulcères variqueux. Ici la plaie est à ciel ouvert et l'on peut suivre heure par heure les transformations.

Donnez aux personnes atteintes de ces affections de 5 à 10 gouttes de Nectol F trois fois par jour, après les repas (dans un verre à liqueur d'eau sucrée). Lavez la plaie deux fois par jour avec de l'eau bouillie et appliquez un pansement propre. Enfin, comprimez légèrement la jambe avec des bandes.

Les effets sont appréciables presque toujours vingt-quatre heures après ; ils sont indéniables après deux ou trois jours, et alors on assiste à la rapide guérison de l'ulcère.

Le fond rosé bourgeonne, les bords se rapprochent, les cellules épithéléales prolifèrent rapidement et la cicatrice se fait.

Pour ces affections, comme pour toutes du reste, la guérison sera d'autant plus rapide que l'état général du sujet sera moins mauvais, que les conditions hygiéniques dans lesquelles il vit seront meilleures.

NECTOL S

Quand on aura la main forcée par les événements, ou que les parties atteintes (estomac, intestins) rendront la médication par ingestion incertaine, on utilisera le Nectol S sous forme d'injections.

Un centimètre cube (seringue de Pravaz) de Nectol S, contient deux centigrammes de formiate de soude et aura les mêmes effets que l'ingestion de 6 gouttes de Nectol C.

Il faudra faire quatre piqûres par jour toutes les six heures, et donner exactement le même traitement. Le Nectol C est supprimé dans ces cas bien entendu.

On pourra aussi utiliser avec avantage les injections de Nectol S chez tous les malades qui paraissent peu ou pas sensibles au Nectol C, *ce qui est extrêmement rare.*

Dans ces cas, lorsque après une huitaine de jours de traitement avec le Nectol C, vous ne voyez aucun changement notable se produire, utilisez les injections de Nectol S qui agissent de suite. Rétablissez ainsi le mouvement moléculaire, et dès que le malade vous paraît remonter, ce qui est très rapide la plupart du temps (deux, trois ou quatre jours au plus), laissez les injections qui agissent trop violemment et reprenez le traitement méthodique indiqué, avec le Nectol C.

Que l'on se rappelle toujours que dans les maladies chroniques, l'organisme a baissé lentement, uniformément et continuellement depuis de longs mois. Le poids moléculaire des tissus a baissé peu à peu, lentement. Aussi devons-nous remonter cet organisme par un *effort lent, uniforme, continu.*

Les injections agissent violemment, brutalement, par à-coups; elles sont donc mauvaises, dans les maladies chroniques bien entendu.

Elles ne seront donc utilisées que pour réveiller l'organisme, donner un coup de fouet, mais elles ne seront, en aucun cas, longtemps poursuivies.

Remarque. — Le traitement par les formiates réveillant tous les moyens de défense de l'organisme, toutes les fois que dans le cours de son application un symptôme nouveau apparaît qui surprend le praticien, il peut être certain que ce phénomène nouveau contribue à la défense de cet organisme.

Dans ce cas, le traitement ne sera diminué que si ces phénomènes prennent une acuité trop grande.

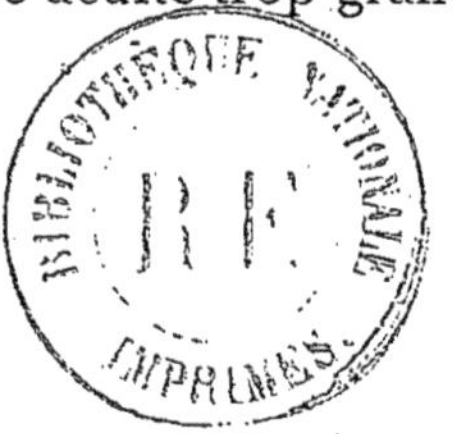

TABLE DES MATIÈRES

Librairie BAILLIÈRE et Fils
19, rue Hautefeuille, PARIS

" Maladies Microbiennes "

par le Dr GARRIGUE, de la Faculté de Paris

3e Edition augmentée de l'exposé de Thérapeutique

Pour faciliter la diffusion de cette nouvelle synthèse biologique, et permettre aux Docteurs d'en apprécier sans frais l'importance, nous avons publié ce sommaire avec permission de l'auteur.

Sur le désir que nous exprime le **LABORATOIRE MÉDICAL DE DOMPIERRE** (Allier), nous ne voyons aucun inconvénient à ajouter que cette honorable Maison envoie gracieusement, sur demande, à tous Docteurs des échantillons de

Nectol C ou F ou S

soit : FORMIATES GARRIGUE (Chaux, Fer ou Soude)

Ces produits, d'une préparation aussi longue et aussi délicate que celles de Ferments, ne peuvent jamais, paraît-il, être préparés **extemporanément sur ordonnance**, dans leur intégralité de titre, d'activité et d'invariabilité.

www.ingramcontent.com/pod-product-compliance
Ingram Content Group UK Ltd.
Pitfield, Milton Keynes, MK11 3LW, UK
UKHW020326220726
13923UKWH00003B/1398